BEI GRIN MACHT SICH IHR WISSEN BEZAHLT

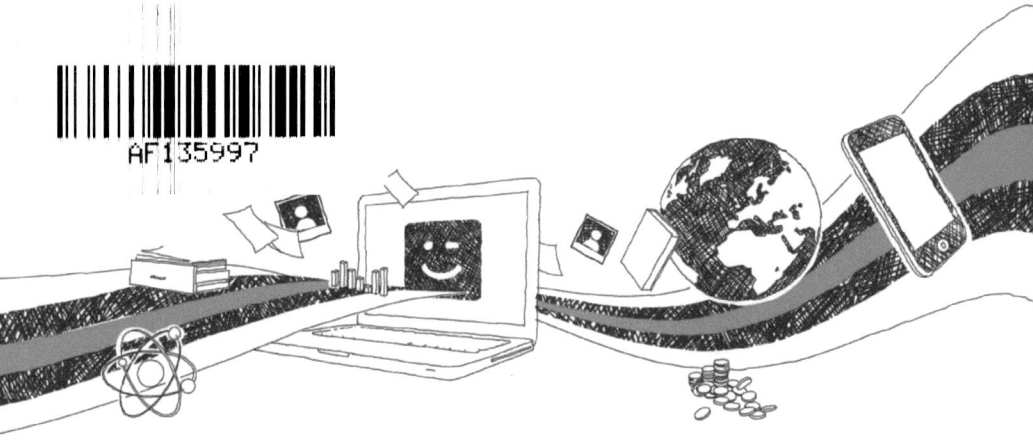

- Wir veröffentlichen Ihre Hausarbeit, Bachelor- und Masterarbeit

- Ihr eigenes eBook und Buch - weltweit in allen wichtigen Shops

- Verdienen Sie an jedem Verkauf

Jetzt bei www.GRIN.com hochladen und kostenlos publizieren

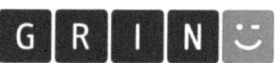

Mentaltraining für Nervosität bei Sportlern. Trainingsplan für ein Mentaltraining über 3 Monate

Dominick Niebuhr

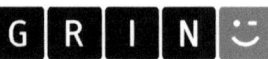

Bibliografische Information der Deutschen Nationalbibliothek:

Die Deutsche Nationalbibliothek verzeichnet diese Publikation in der Deutschen Nationalbibliografie; detaillierte bibliografische Daten sind im Internet über http://dnb.d-nb.de abrufbar.

ISBN: 9783346739612
Dieses Buch ist auch als E-Book erhältlich.

Druck und Bindung: Books on Demand GmbH, Norderstedt Germany
Gedruckt auf säurefreiem Papier aus verantwortungsvollen Quellen

Das vorliegende Werk wurde sorgfältig erarbeitet. Dennoch übernehmen Autoren und Verlag für die Richtigkeit von Angaben, Hinweisen, Links und Ratschlägen sowie eventuelle Druckfehler keine Haftung.

Das Buch bei GRIN: https://www.grin.com/document/1253428

Inhalt

1. Einleitung

Wir befinden uns im 21. Jahrhundert, in dem alles immer weiterentwickelt wird. Sportarten werden schneller, anspruchsvoller und digitalisierter. Auf sozialen Plattformen werden Sportler regelmäßig analysiert und bewertet. Dadurch entsteht bei allen Beteiligten einer Sportart ein immer größerer Druck, zeitglich steigt das Stresslevel. Stress kann sowohl positiv (Eustress) als auch negativ (Distress) ausfallen. Durch negative Kritik, Beleidigungen oder schlechte Bewertungen, hat der Sportler größeren Druck, mehr oder bessere Leistung im nächsten Wettkampf zu zeigen. Dies hat zur Folge, dass der Distress beim Athleten wächst und es für ihn immer schwieriger wird seine Leistung tatsächlich zu verbessern. Ebenso kann dies nach großen sportlichen Erfolgen passieren, wenn der Druck diese Leistung zu wiederholen zu groß wird. Positiven Stress empfinden wir immer dann, wenn eine bevorstehende Aufgabe als erreichbar angesehen wird. Der Eustress bewirkt dabei, dass der Fokus vollständig auf die Herausforderung gelegt werden kann. Es entsteht dabei keine Überforderung, sodass man hier zufriedener ist und die gewünschte Leistung einfacher abgerufen werden kann. Immer mehr Sportler im Spitzenbereich arbeiten nicht mehr nur mit körperlichem Training. Sie ergänzen dieses mit Mentalen Training, dass sie mit Hilfe von Mentaltrainern (Coaches) erlernen können. Oft wird in der Vorbereitung auf einen bestimmten Wettkampf nicht nur reines Techniktraining absolviert, die Sportler werden auch mental auf den kommenden Gegner vorbereitet. Studien belegen, dass mit der Kombination aus mentalem und körperlichem Training die bestmögliche Leistungsentwicklung erreicht wird. Ebenso ist sinnvoll vor schwierigen Wettkämpfen oder in Verletzungsphasen mit einem Mentalcoach zu arbeiten. Ziel eines solchen Mentaltraining ist es, dem Sportler zu helfen mit dem negativen Stress umzugehen und diesen in positiven Stress umzuwandeln. Zeitgleich können zuvor gelernte Praktiken durch das Mentale Training gefestigt werden.

2. Mentaltraining

2.1 Definition

Der Begriff „Mentaltraining" stammt aus dem Fachbereich der Psychologie. Beim Mentaltraining steht das gezielte, planmäßige und regelmäßige Wiederholen von psychologischen Methoden im Vordergrund. Dabei ist das Ziel, die eigenen emotionalen und kognitiven Stärken, sowie Motivation und die geistliche Leistungsfähigkeit zu steigern. Mentales Training kann in vielen Bereichen angewendet werden, ob Führungskräfte, Leistungssportler oder „normale" Personen, können sich mit der Hilfe eines Mentaltrainers besser auf ihr eigenes „inneres Ich" konzentrieren und dabei versteckte Probleme und Lösungswege für diese finden.

2.2 Mentales Training

Die Arbeit zwischen dem Coach und dem Klienten obliegt grundsätzlich einigen festgelegten Parametern. So sollten die Gespräche immer auf freiwilliger Basis sein, beide Gesprächspartner sollten offen und ehrlich miteinander kommunizieren, eine positive Wertschätzung und Empathie rundet das Coaching dann ab. Zwischen dem Mentaltrainer und dem Klienten muss zu jederzeit eine vertrauensvolle Basis vorhanden sein, nur so wird der Klient ehrlich und offen mit dem Coach kommunizieren. Sollte der Mentaltrainer dabei bemerken, dass es keine verständnisvolle Basis zwischen beiden gibt, spricht er dies offen an. Beide Parteien müssen dann prüfen, ob eine Zusammenarbeit zielführend ist. Eventuell ist es in solchen Fällen besser, wenn der Klient zu einem anderen Trainer wechselt.
Jeder Trainingsprozess beginnt mit einer ausführlichen Anamnese, eines klärenden Eingangsgespräch und einer realistischen Zielsetzung. Mit diesen Grundlagen kann der Mentaltrainer eine Planung für einen festgelegten Zeitraum erstellen und der Klient hat erste Informationen welche Prozesse ihn in seiner persönlichen Coachingphase erwarten.

3. Vorbereitung und Planung des Coachings

3.1 Thema der Abschlussarbeit

In dieser Abschlussarbeit möchte ich mich mit einer Handballerin befassen, die nach ihrer aktiven Karriere als Spielerin, nun als Schiedsrichterin im Handball, in der Armateurliga, tätig ist.
Als Schiedsrichter hat man bei jedem Wettkampf neue zahlreiche Einflüsse von außen. Während dem Spiel sind es vor allem die Entscheidungen in engen Situationen, die dem Schiedsrichter einiges an mentaler Willensstärke abverlangen. Zum einen erwartet jeder, dass alle Entscheidungen regelkomform getroffen werden, diese müssen zudem korrekt umgesetzt werden und gut präsentiert werden. Zeitgleich sind jedoch alle Spielbeteiligten anderer Meinung, hier sind teilweise andere Blickwinkel, andere Regelkenntnisse oder die sogenannte „Vereinsbrille" ausschlaggebend für die Meinungsverschiedenheiten. Dies hat zur Folge, dass ein Spielleiter über 60 Minuten hinweg streng beobachtet wird und jede vermeintliche Fehlentscheidung diskutiert, beziehungsweise hinterfragt wird.
Betrachtet man den Spitzensport in der Bundesliga, werden dann die Fehlentscheidungen nicht nur in der Halle diskutiert. Sind die Auswirkungen der getroffenen Entscheidungen größer, werden diese im Fernseher 2-3-mal betrachtet, hier bekommen die Zuschauer dann zusätzlich verschiedene Perspektiven und meist eine Zeitlupe zu sehen. Dies lässt den Druck auf den Spielleiter deutlich steigen, da diese nur eine Perspektive haben, die Entscheidung muss binnen Sekunden getroffen und umgesetzt werden. Zusätzlich zu jeder getroffenen Entscheidung wird jede Mimik oder Gestik analysiert und bewertet. Frauen die in sportlichen Führungsrollen, wie Trainer oder Schiedsrichter sind, haben im Gegensatz zu Männern deutlich mehr Erwartungsdruck von außen. Oft sind Beteiligte respektlos gegenüber diesen und machen die Situation dadurch noch schwieriger.

3.2 Persönliche Anamnese und Klärung der Freiwilligkeit

Juliane ist 34 Jahre, verheiratet und hat 2 Kinder. Beruflich ist sie seit der Ausbildung als Erzieherin im Kindergarten tätig. Seit sie ein Kind war, spielt sie leidenschaftlich gerne Handball. Als Spielerin hat sie es dabei bis in die höchsten Ligen in Baden-Württemberg geschafft. Durch die Schwangerschaften und den immer größer werdenden Druck beim Sport, hat sie vor einigen Jahren als aktive Spielerin aufgehört und sich dafür als Trainerin und anschließend noch als Schiedsrichterin weiterhin mit dem Handball beschäftigt. Das Thema Nervosität, kannte Juliane als Spielerin eher weniger, zu sehr konnte sie sich dabei auf ihr eigenes Talent und ihre Teamkameradinnen verlassen.

Als Schiedsrichterin sieht dies nun ganz anders aus, hier steht sie nun allein in der Halle und muss jedem beweisen wie gut sie ist und wird dabei von zahlreichen Beteiligten beobachtet und analysiert. Dies ist auch der Grund für den Wunsch ein Mentales Training zu absolvieren.

3.3 Auftragsklärung

Die Auftragsklärung findet hier mit der C.L.E.E.R.T.-I.T Methode (Methode von Schmidt-Tanger 2004) statt. Dafür findet ein erstes Kennenlernen mit einem Eingangsgespräch statt.

3.4 C.L.E.E.R.T.-I.T Methode

C = Contact

Im ersten Schritt bereitet der Mentaltrainer eine entspannte Atmosphäre für das Gespräch vor. Er stellt einen zwischenmenschlichen Kontakt zum Klienten her und erkundigt sich nach dem Befinden von diesem.

L = Leiden

Der Klient erzählt dem Mentaltrainer, wieso er dessen Beratung und Hilfe wünscht. Der Mentaltrainer kann hier bereits die ersten Eindrücke der Probleme des Klienten bekommen.

E = Entwicklungsgeschichte

Gemeinsam suchen Mentaltrainer und Klient den Ursprung des Problems und in welchen Situationen es meistens zum Vorschein kommt.

E= Effekte

Trainer und Klient definieren die gewünschten Effekte von dem Training, woran diese erkannt werden können und wie sich diese auswirken.

R = Ressourcen

Anhand der Ressourcen wird geklärt, ob bisher schon selbst etwas unternommen wurde, andere Maßnahmen in Betracht gezogen wurden (Unterricht, Coaching etc.) oder ob es eine Vorstellung über die Art des Vorgehens gibt.

I = Identifizierte Person

Hier erkundigt der Mentaltrainer sich über die ausschlaggebenden Faktoren und für wen genau das Mentaltraining die Veränderung bringen soll, ob eventuell noch jemand beteiligt ist und wer als „Symptomträger" identifiziert werden kann.

T = Termin

Für einen reibungslosen Ablauf des Mentaltrainings und jeder Sitzung, ist eine zeitliche Planung das A und O. Im besten Fall findet das Training im Arbeitszimmer des Mentaltrainers statt, welches hell und freundlich eingerichtet ist, um eine entspannte Stimmung zu erhalten und eine negative Spannung zu verhindern.

3.5 Eingangsgespräch

Ich: Guten Tag, wie geht es dir denn heute?

Juliane: Hallo, ich hatte einen anstrengenden Tag und bin froh, dass dieser jetzt ruhiger wird. Zudem bin ich gespannt was mich in diesem Gespräch erwartet.

Ich: Was war denn an dem heutigen Tag so anstrengend? Ist das dein gewohnter Alltag?

Juliane: Ich bin Erzieherin und habe selbst 2 Kinder, die nach meinem Job noch bespaßt werden müssen. Das ist zwar harter Alltag, aber ich weiß immer, warum oder für wen ich dies alles mache.

Ich: Das ist großartig, dass du einen wertvollen Sinn dahinter siehst. Warum bist du denn heute zu mir gekommen?

Juliane: Ich bin seit der Kindheit stark im Handball verwurzelt. Erst als Spielerin, danach als Trainerin und jetzt als Schiedsrichterin. Mir machen die Rollen dabei immer sehr viel Spaß und ich verbinde sehr viel mit diesem Sport. Grundsätzlich bin ich recht selbstbewusst und kann meine Qualität auch in stressigen Situationen gut abrufen. Als Schiedsrichterin bin ich jetzt zum ersten Mal in einer Lage, in der dies nicht immer so gut funktioniert. Der Druck, den man bei einem Wettkampf von den anderen Beteiligten bekommt, wächst gefühlt ständig weiter. Zudem sind negative Kommentare oder Feedback bei einem Wettkampf schon fast Standard.

Ich: Also so wie es jetzt verstehe, bist du zwar gerne Schiedsrichterin und willst dem Handballsport weiter angehören, lediglich die negative Drucksituation, durch die anderen Beteiligten, macht dir zu schaffen?

Juliane: Genau, ich würde gerne besser mit diesen Situationen umgehen können und dadurch wieder mehr Spaß bei der Ausübung meines Hobbys haben.

Ich: Wie macht sich die Situation bei einem Spiel bei dir bemerkbar?

Juliane: Bereits, wenn ich einen Auftrag für ein hochklassiges oder umkämpftes Spiel bekomme, mache ich mir Gedanken, welche Fehler mir passieren könnten, oder wie viel in der Halle an dem Tag los sein wird. Die Gedanken führen dann schon im Vorfeld zu Angst und Schlaflosigkeit. Manchmal weiß man schon von Beginn an, dass bei einem bestimmten Wettkampf sehr viel auf dem Spiel steht. Hier kann jede Entscheidung den Abstieg oder Aufstieg bedeuten. Hier ist meine Angst groß meine gewünschte Qualität nicht zu erreichen und am Ende schuld an dem Ausgang zu sein. Ich bin dann direkt vor dem Wettkampf sehr nervös und lasse mich von anderen Personen beeinflussen und verunsichern. Oft frage ich mich selbst, ob ich die richtige Person für diese Rolle bin.

Ich: Hast du denn in der Vergangenheit bereits die Erfahrung gemacht, dass eine bestimmte Entscheidung von dir das Spiel beeinflusst hat?

Juliane: Natürlich macht jeder Schiedsrichter seine Fehler, auch mir ist es schon des Öfteren passiert, dass ich eine Fehlentscheidung getroffen habe. Dies steigert meine Angst dann in großen druck Situationen. Ich lasse mich dann in diesen Situationen oft von Trainern aus der Ruhe bringen.

Ich: Wodurch würdest du denn erkennen, dass unser Coaching erfolgreich ist oder war?

Juliane: Wenn ich in dem nächsten großen Spiel ruhiger und fokussierter in die Situation gehen kann und es mir gelingt mit dem Druck besser umzugehen.

Ich: Ok du möchtest also weniger negativen Druck zulassen und gelassener in einen Wettkampf gehen, hast du denn bisher etwas versucht um dieses Ziel zu erreichen?

Juliane: Ich habe mich viel mit anderen Schiedsrichtern über dieses Problem unterhalten, da dies weit verbreitet ist, stößt man hier auf viele Erfahrungen und gleichgesinnte. Bis jetzt war aber noch kein Ratschlag dabei der für mich umsetzbar gewesen ist.

Ich: Wann hast du denn dein nächstes großes Spiel und wie Zeit bringst du denn für das Mentaltraining mit.

Juliane: Ich habe in 3 Monaten das nächste Spiel, durch meine Familie und meinen Beruf könnte ich einmal in der Woche für 50 Minuten kommen.

3.6 Auswertung der Anamnese

Julianes Wünsche von dem Mentaltraining sind Lösungen für ihre Nervosität beim Wettkampf zu finden. Ihr *Leiden* zeigt sich dabei mit Angst und Schlafstörungen. Die *Entwicklungsgeschichte* ist hierbei von den bisherigen Erfahrungen beim Handball abzuleiten. Als gewünschter Effekt aus dem Trainingsprozess möchte Juliane spürbar ruhiger und fokussierter in den Wettkampf gehen. Da man kaum an dem Verhalten der anderen Beteiligten arbeiten kann, sieht Juliane sich als einzigen Symptomträger, für die Problematik. Für den Ablauf des Coachings werden über den Zeitraum von 3 Monaten,1x wöchentlich, 50-minütige Sitzungen, in meinem Arbeitszimmer festgelegt.

4. Ablauf

Die Trainingseinheiten finden an festen Tagen statt. Jeder Termin hat dabei einen Schwerpunkt. Es werden sowohl Techniken nur für die Sitzungen geplant als auch Übungen für Zuhause vermittelt, zudem werden tagesaktuelle Themen besprochen. Dadurch ist zwar ein großer Teil planbar, der Mentaltrainer muss jedoch auch spontan auf bestimmte Themen eingehen können. Die Technik des aktiven Zuhörens eignet sich hierfür besonders gut.

4.1 Woche 1

4.1.1 Skalierungstechnik

Bei dieser Methode werden subjektiv empfundene Probleme objektiviert und auf einer Skala von 0 – 10 bewertet. Hier ist eine schnelle Intervention des Mentaltrainers möglich, zudem können erste Wege für den Klienten aufgezeigt werden, die Probleme selbstständig zu lösen.

4.1.2 Zielsetzung

Nachdem die Probleme genauer aufgeschlüsselt wurden, geht es mit Hilfe der S.M.A.R.T - Technik an die genaue Zielsetzung.
Mit Hilfe dieser Methode legen Juliane und der Mentaltrainer folgende Zielsetzung fest:
S (spezifisch) - Beim nächsten Wettkampf ein ruhiges Auftreten zeigen
M (messbar)- Durch besseren Fokus weniger negative Kommentare von anderen Beteiligten bekommen
A (Attraktiv)-Wieder mehr Freude als Schiedsrichterin empfinden
R (realistisch)- Ja, denn das Talent und die Grundfreude sind vorhanden
T (Terminiert) – Bis zum nächsten Spiel in 3 Monaten
Zum Schluss prüft der Mentaltrainer, ob das Ziel wirklich realistisch erreichbar ist, und ob Juliane mit dem geplanten Training einverstanden ist. Gemeinsam formulieren sie einen Zielsatz, dieser lautet für Juliane: *Ich werde im nächsten Spiel meine volle Leistung und Konzentration abrufen und lasse mich nicht von anderen Beteiligten aus der Ruhe bringen. Ich habe es bereits geschafft und schaffe dies wieder.*
Als Übung für zuhause, soll Juliane ab jetzt regelmäßig diesen Zielsatz anwenden. Nur so gelingt es diesen zu verinnerlichen. Das Resultat wird dabei widergespiegelt, jede positive oder negative Erfahrung damit wird notiert und im Mentaltraining mit dem Trainer besprochen.

4.2 Woche 2

4.2.1 Musikentspannung

Zur heutigen Sitzung begrüßt der Mentaltrainer Juliane in seinem Arbeitszimmer. Nach einem offenen Gespräch über die letzten Tage, fragt er sie, ob sie sich vorstellen, könnte an einer Musikentspannung teilzunehmen. Da Juliane sehr viele positive Erlebnisse mit Musik verbindet und neugierig ist, stimmt sie diesem zu.
Musik hat einen großen Einfluss auf unsere Stimmung, so haben viele Sportler ein bestimmtes Lied, dass die vor einem Wettkampf hören, Mannschaften wärmen sich mit zumeist aggressiver Musik auf, um die Stimmung mit ins Spiel zu nehmen. Bei der Musikentspannung wird genau dieser Effekt genutzt. Juliane soll dabei eine entspannte Position einnehmen, der Mentaltrainer spielt dann ein zuvor herausgesuchtes Musikstück ab. (z.B. Andreas Burani- Auf uns) Juliane soll sich dabei komplett auf ihre Gefühle einlassen und die positiven Effekte genießen. Diese Methode funktioniert mit jedem Lied, bei dem man selbst in einen positiven Zustand gerät und ist gut geeignet, um sich zu einer bestimmten Situation in einen bestimmten Zustand zu bringen.

4.2.2 Moment of Excellence

In dieser Sitzung wird mit dem Beginn eines Rituales angefangen. Hier geht es darum, dass sich der Klient ein Ritual überlegt, welches er vor dem Wettkampf durchführen kann. Dies kann zum Beispiel eine Siegerpose, ein bestimmtes Lied, ein positives Selbstgespräch oder ähnliches sein. Dieses Ritual wird ab dieser Sitzung regelmäßig geübt, bis dieses automatisch abläuft und der Klient ein positives Gefühl damit verbindet.

Hierfür begrüßt der Coach Juliane wieder in seinem Büro. Er schafft eine entspannte Gesprächsatmosphäre, nachdem er die aktuellen Themen mit ihr besprochen hat, prüft er, ob sie einen geeigneten Entspannungszustand für das Training hat. Sollte dies nicht gegeben sein, wendet er zunächst eine kurze Entspannungstechnik, wie zum Beispiel eine Atemtechnik an.
Nun bittet er Juliane sich eine gut erreichbare Stelle am Körper herauszusuchen, diese soll sie auch in stressigen Situationen gut und einfach erreichen können. Juliane wählt hier ihre Hüfte aus. Juliane soll sich jetzt an drei Situationen erinnern, in denen sie sich richtig gut gefühlt hat und in einer exzellenten Verfassung war. Diese müssen nicht zwingend mit dem Sport zu tun haben. Von diesen drei Situationen sucht sie sich nun die beste raus.
Der Mentaltrainer möchte, dass sie diese Situation noch einmal nachempfindet und mit allen Sinnen erlebt. Er fragt sie was der entscheidende Augenblick dieser Situation war, wer dabei war, was sie gehört, gefühlt, gesagt hat oder ob sie einen bestimmten Geruch oder Geschmack damit verbindet. Sie soll das positive Gefühl genießen und es verstärken. *(Die Physiologie des Moment of Exellence muss an dieser Stelle kommen. Während dieser Situation Anker setzen. Bei starker Reaktion, starke Berührung - bei schwacher Reaktion, schwache Berührung.)*
Der Mentaltrainer holt sie mit einer leichten Frage „Was für ein Tag ist heute" wieder komplett in die Realität zurück.
Gemeinsam möchte der Mentaltrainer den Körperanker und den Moment of Exellence nun für zukünftige Situationen anwenden. Dafür fragt er Juliane, ob es in naher Zukunft eine Situation gibt, bei der sie sich vorstellen kann, diese Technik zu gebrauchen. Sie soll sich direkt mental in diese Situation begehen und den Körperanker dabei benutzen.

4.3 Woche 3

4.3.1 Ärgermanagement nach Novaco

Situationen, in denen man von anderen provoziert wird, lassen sich mit einer Ärgerkontrolltechnik in den Griff bekommen. Stressreaktionen treten dann im Idealfall gar nicht erst auf.
Hierzu startet der Mentaltrainer mit einem klärenden Gespräch über Ärger. Was ist Ärger? Wofür ist Ärger gut? Was bewirkt Ärger?
Als erste Trainings Phase findet dazu nun ein positives Selbstgespräch statt. In diesem soll Juliane lernen, Sätze zu formulieren die eine positive Motivation, nach einer negativen Äußerung bewirken.
Eine Möglichkeit hierfür wäre statt: *Der Trainer will mich die ganze Zeit nur fertig machen! –*
Der Trainer hat die Situation bestimmt anders gesehen und möchte nur das Beste für sein Team.

Der Mentaltrainer formuliert auf diese Weise einige Sätze gemeinsam mit Juliane um.

4.3.2 Vorstellungsregulation

Die Vorstellungsregulation kann als die zentralste Fertigkeit im Mentalen Training bezeichnet werden. Weshalb häufig das Training dieser Fertigkeit gemeint ist, wenn im Volksmund von Mental Training die Rede ist (vgl. Eberspächer 2007, 72)

Mit einer einfachen Übung möchte der Mentaltrainer Juliane nun aufzeigen, was das Wort „nicht" in einem Satz bewirken kann.
MT: Entspann dich nun bitte und denke dabei nicht an einen grünen Elefanten. (kurze Pause)
An was denkst du?
Juliane: Ich denke tatsächlich gerade über einen grünen Elefanten nach.
Damit zeigt der Mentaltrainer deutlich die Relevanz der Vorstellungsregulation, das Wort „nicht" sollte nämlich in der Autosuggestion vermieden werden.
Die Fertigkeit der Vorstellung dient dem Menschen sich in die Lage von Situationen zu versetzen die in der Zukunft liegen, dadurch wird die reale Durchführung besser eingeschätzt.
Der Mentaltrainer bittet nun Juliane sich an zwei Ereignisse als Schiedsrichter zu erinnern, ein sehr positives und ein negatives. Als positives Ereignis fällt Juliane sehr schnell eines ihrer ersten Spiele ein. Sie war neu als Schiedsrichterin und bekam trotz einigen Fehlentscheidungen viel Lob und Zustimmung. Als negatives Erlebnis schildert sie ein Spiel einige Zeit später, es war ein Qualifikationsturnier im Jugendbereich. Nach einer strittigen Situation und der gefällten Entscheidung verlor ein Team und hatte dadurch schlechtere Chancen in einer höheren Liga zu spielen. Der Trainer und die Zuschauer ließen ihre schlechte Laune danach deutlich an ihr aus.
Juliane soll sich nun einige Minuten lang, so intensiv wie möglich, auf das positive Erlebnis erinnern. (Wer war anwesend, wer hat was gesagt, was hat Juliane dabei gefühlt) Diesen Zustand soll sie sich nun vor jeden Wettkampf vorstellen, um die negativen Gedanken zur Seite zu schieben.

4.4 Woche 4

4.4.1 Disney Methode

Bei der Disney Methode handelt es sich um eine Technik, die nach Walt Disney benannt wurde. Es geht dabei darum, ein Problem aus drei verschiedenen Rollen zu betrachten. Der *Träumer* ist dabei subjektiv orientiert, fällt jedoch kein praktisches Urteil zu einer Idee. Der *Realist* nimmt einen pragmatisch-praktischen Standpunkt ein, er analysiert dabei die verschiedenen Arbeitsschritte und Voraussetzungen. Der *Kritiker* prüft die Vorstellungen der anderen und versucht mit konstruktiver und positiver Kritik Fehlerquellen aufzudecken.
Juliane soll sich nun nacheinander in die drei verschiedenen Rollen versetzen und ihr Problem mit diesen Denkweisen angehen. Welche Lösungen, würde welche Rolle finden?
Im Anschluss analysiert der Mentaltrainer gemeinsam mit Juliane die Ergebnisse der Methode und prüft mit ihr, ob es bisher unbekannte Lösungswege gebracht hat.

4.5 Woche 5

4.5.1 Stressbewältigung und Aktivitätsregulation

In der fünften Woche möchte der Trainer mit Juliane das Gesetz von Yerkes- Dodson besprechen. Dazu erklärt er ihr, dass ein zu kleines Erregungsniveau zu einer Leistungsminderung führt. Ein zu hohes Erregungsniveau führt hingegen zu emotionalen Blockaden. Mit dieser Technik kann dieser Zustand kontrolliert bzw. normalisiert werden. Um dies deutlich zu zeigen, hat der Mentaltrainer die Abbildung einer Leistungskurve dabei (Abb. 2). Anhand dieser Kurve kann er Juliane gut erklären, dass wenn sie zu übereifrig ist und auf die rechte Seite der Kurve gerät, sie nicht mehr im optimalen Bereich handelt.

4.5.2 Atemtechnik

In den Gesprächen über die bisherigen Erfolge konnte der Mentaltrainer heraushören, dass die Musikentspannung zwar gerne und gut von Juliane umgesetzt wird, sie aber nicht immer die Möglichkeit sieht sich Musik anzuhören. Deswegen möchte er ihr die Atemtechnik heute näherbringen. Diese Technik ist noch flexibler einsetzbar, da sie keinerlei Material oder Vorbereitung benötigt. Er erklärt ihr ebenfalls, dass sie diese Technik anwenden kann, wenn ihr Erregungsniveau zu sehr steigt, dieses wieder zu senken.
Eine Mögliche Atemtechnik ist das Box Breathing:
1. Atme ruhig und tief durch die Nase ein und zähle dabei in Gedanken bis vier. Lass die Luft in deinen Bauchraum strömen.
2. Halte die Luft an, während du in Gedanken langsam bis vier zählst.
3. Atme ruhig durch den Mund aus, während du in Gedanken wieder bis vier zählst.
4. Halte die Luft an, während du in Gedanken langsam bis vier zählst.
Juliane soll diese Technik daheim anwenden, wenn sie merkt, dass sie sich in einer Stressigen Situation befindet, um auch diese Fähigkeit in der Praxis anzuwenden.

4.6 Woche 6

4.6.1 Fantasiereise

In dieser Woche möchte der Mentaltrainer den vollen Fokus auf die Tiefenentspannung von Juliane legen. Hierfür hat er eine Phantasiereise vorbereitet, diese ist besonders für Einsteiger geeignet und enthält am Anfang eine Atemtechnik. Für diese Technik sollte Juliane schon in einen leichten Entspannungszustand sein, sie sollte bequem sitzen oder liegen und sich komplett auf die Geschichte einlassen. Der Mentaltrainer liest ihr die Geschichte mit einer ruhigen und langsamen Stimme vor. Er lässt Pausen an bestimmten Stellen, damit sich Juliane bestmöglich in die Situationen hineinbegehen kann.
Male dir in deiner Fantasie einen wunderschönen Sommertag aus. – Die Sonne strahlt hoch oben am Himmel und sendet ihre wärmenden Strahlen hinab zu einer üppig blühenden Blumenwiese. – Es weht ein frischer Wind über die Wiese hinweg und du atmest diesen angenehmen Blumenduft ein. – Du fühlst dich hier absolut wohl. – Der Himmel strahlt in einem intensiven Blau und kleine Vögel schwirren in Schwärmen

über das Firmament. – Diese ganze Idylle ist eingewoben in eine harmonische Geborgenheit.

Lege dich doch in das saftige Gras der Wiese und schau dir die vorbeiziehenden Schäfchenwolken an, wenn du magst. – Kannst du verschiedene Formen und Gesichter erkennen? – Lass dir Zeit und spüre dabei, wie dein Rücken, Gesäß und deine Beine auf dem weichen Gras liegen. Es fühlt sich wie ein weiches Kissen an. Atme einmal ganz tief ein und aus. – Versuche auch durch die Nase zu atmen. – Lege deine Hand auf den Bauch und atme durch die Nase tief ein und durch den Mund wieder aus. – Spürst du die Bewegung deiner Hand?– Jetzt wiederhole diese Übung nochmal und stell dir dabei vor, dass du mit deinem Atem einen Kreis formst, und versuche die Pause zwischen Ein- und Ausatmen zu verringern. – Atme wieder tief ein und gleich wieder aus und stell dir wieder vor, dass der Luftstrom einen Kreis bildet. – Tief ein und ausatmen.

Hoch oben am Himmel nähert sich langsam ein bunter Ballon. – Er schwebt schwerelos immer näher an die Wiese heran. – Setze dich auf und beobachte, wie er in deinem Sichtfeld immer größer und größer wird. – Eine Person befindet sich im Korb des Ballons und lädt dich dazu ein, mit ihr eine Reise zu machen. – Wenn du magst, kannst du jetzt in den Ballon einsteigen. – Denke daran, in deiner Fantasie bist du vollkommen sicher und kannst jederzeit wieder zum Boden zurückkehren.

Du befindest dich nun in einem stabilen Korb und der Ballon hebt ganz sachte und vorsichtig ab. – Ihr schwebt ganz ruhig, – Schritt für Schritt in den strahlend blauen Himmel hinauf. – Du beobachtest, wie die Landschaft unter dir immer kleiner wird. – Die Blumenwiese liegt nun einige Meter unter euch und du erblickst die Landschaft um die Wiese herum. – Die Blumenwiese war eingerahmt von einem dicht bewachsenen Wald. – Durch den Wald fließt ein kleiner Fluss, der sich durch das Waldgebiet schlängelt. – Am Rande des Waldes steht ein brüchiger Wachturm, der einmal zu einer alten Burganlage gehört hat.

Der Heißluftballon schwebt nun weiter in ein großes Tal. – Du spürst den Wind, der leicht über den Ballon hinweg weht und euch in Richtung des Tales schweben lässt. – Hier stehen vereinzelt kleine Häuser mit großen Rasenflächen und wunderschönen Gärten herum. – Eingezäunt werden die Häuser mit blühenden Hecken. – Eine Mutter hängt gerade Wäsche in ihrem Garten auf und die Kinder laufen hüpfend, polternd und spielend im Garten herum.

Eure Reise geht nun weiter zu einem großen Flussgebiet. – Der Fluss hat viele Arme gebildet und zwischen ihnen stehen große Pappeln und andere Bäume. – Atme einmal die reine und frische Luft ein. – Sie riecht ganz anders als die Luft auf der Wiese. – Konzentriere dich auf den Geruch. Nach was duftet es hier?

Der Fluss schlängelt sich immer weiter in seinem Bett. – Rechts und Links befinden sich große Städte und hügelige Landschaften. – Auf dem Fluss selbst siehst du verschiedene Ausflugsboote, die an einem Turm, der in Mitte des Flusses steht, entlangfahren. – Auf beiden Seiten des Flusses befinden sich Anlagestellen und auf der bergigen Seite sind gleich zwei Seilbahnen, die zu einem freistehenden Denkmal führen. – Du kannst die Menschen sehen, wie sie um das Denkmal herumwandern – und wenn sie dich erblicken, winken sie dir fröhlich zu. – Wenn du magst, kannst du ihnen in Gedanken ebenfalls zuwinken. – Spürst du dabei die Freude der Menschen und deine?

Du schwebst langsam und ruhig an ihnen vorbei. – Du spürst die Sonnenstrahlen auf deinen Schultern und fühlst dich absolut geborgen und frei. – Deine Reise führt dich weiter ins Land hinein. – Du erblickst größere Schlösser, die auf Anhöhen stehen. – Sie sind zum Teil sehr gut erhalten und andere sind nur noch Ruinen. – Wie sie wohl früher ausgesehen haben. – Versuche dir vor deinem inneren Auge eine Burganlage vorzustellen und wie sie früher ausgesehen hat.

Der Ballon trägt dich weiter ruhig und schwerelos durch die Landschaft. – Vereinzelt fliegen Vögel mit euch. – Sie umschwirren, den langsam fliegenden Ballon und leisten euch mit ihrem Zwitschern Gesellschaft. – Ihr schwebt jetzt über ein lang ausgestrecktes Waldgebiet. – Atme die waldige Luft und lass deinen Gedanken freien Lauf. – Gedanken kommen und gehen.

Spüre einmal in deinen Körper hinein, das Gefühl des Getragen zu werden, der Schwerelosigkeit und der angenehmen Wärme. – Deine Glieder fühlen sich angenehm schwer und warm an. – Der Wind weht über dich hinweg, – trägt dich – und du fühlst dich hier absolut geborgen. – Fernab aller Dinge, – nur du und die Natur um dich herum. – Vereinzelt nimmst du das Zwitschern der Vögel und das Streicheln des Windes wahr. – Lass dich voll und ganz auf das Getragen sein ein. – Hier bist du frei. – Es wohnt eine Selbstverständlichkeit deines eigenen Seins in dir. – Hier kannst du sein, wer du bist. – Hier bist du frei.

Die Sonne strahlt dir ins Gesicht und du spürst die Wärme wie sie dich umfängt. – Liebevoll und voller Harmonie wirst du umfangen und getragen. – Der Wind trägt dich und deinen Ballon nun weiter zu einer alten Mühle. – Die Räder drehen sich mit dem fließenden Wasser. – Vereinzelt treffen Wassertropfen auf die umliegende Erde. – Dort wachsen bunt blühende Wildblumen, die sich der Sonne entgegenstrecken. – Das Wasser der alten Mühle fließt in einen großen See, der über einen Sandstrand verfügt. – Dein Ballon wird dich hier nun absetzten. – Verabschiede dich von deinem Ballonführer und wandere zu dem See hinab.

Wenn du magst, kannst du deine Schuhe ausziehen und barfuß zu dem Wasser laufen. – Du spürst den feinen Sand unter deinen Füßen und hörst das leise Plätschern des Wassers. – Setzte dich eine Weile hin und beobachte, wie sich dein Ballon in der Ferne immer weiter entfernt. – Du fühlst dich angenehm warm und schwer. – Genieße die ruhige Atmosphäre des Sees, – lausche dem Geräusch der Wellen und nimm bewusst die klare Luft um dich herum wahr. – In deiner Nähe schnattern Enten und kleine Küken folgen ihren Müttern bei ihrer Suche nach Nahrung. – Ein Frosch quakt auch in deiner Nähe, – in der Hoffnung, damit ein Weibchen bezirzen zu können. – Seerosen schwimmen auf dem See und werden umschwärmt von Insekten. – Libellen schweben fast schwerelos über sie hinweg. – Sie glitzern in der Sonne in allen Farben des Regenbogens. – Sieh dir in aller Ruhe alles an und nimm die Harmonie dieses Ortes in dich auf. – Alles ist im Einklang alles ist Eins.

Nun wird es langsam Zeit wieder zu deinem Ausgangspunkt zurückzukehren. – Du nimmst die Ruhe und Gelassenheit deines Ausflugs ganz und gar in dich auf. – Das Gefühl der Leichtigkeit und der Harmonie. – Die Verbundenheit mit der Natur. – Nimm noch einmal die klare und frische Luft in dich auf. – Denke daran, du kannst jederzeit in Gedanken zu den Stationen dieser Reise zurückkehren. – Freue dich auf jeden Tag – und sei dankbar für jeden kleinen glücklichen Moment.

Kehre jetzt langsam mit geschlossenen Augen aus der Phantasiewelt zurück — fühle deine Füße — deine Arme — balle leicht deine Fäuste — gibt etwas Kraft hinein — bewege deine Füße — atme ganz tief ein und aus — Strecke Arme und Beine — räkle dich, wenn du magst — öffne nun die Augen, atme nochmals tief durch — du bist vollkommen zurück in der wachen Welt.

4.7 Woche 7

4.7.1 Körperwahrnehmung

Unser Körper reagiert auf alle Einflüsse unterschiedlich. Diese Veränderungen kann man deutlich an unserer Herzfrequenz sehen. Im entspannten Zustand ist diese niedrig, in stressigen und anstrengenden Situationen ist sie deutlich höher. Hier möchte der Mentaltrainer mit Hilfe eines Pulsmessers Juliane zeigen, in welchen Situationen ihr Puls nach oben geht und wie sie dies besser erkennen kann. Dafür legt er Juliane den Pulsmesser an, ohne, dass die die Auswertung sehen kann. Nun soll sie sich in verschiedene Zustände begeben, -ruhig und entspannt- in Bewegung- in einer mentalen Stresssituation-. Juliane soll dabei immer ihren Puls schätzen, in dem sie die Augen schließt und sich nur auf ihre Körpersignale konzentriert.
Die Schätzwerte werden danach mit den tatsächlichen Werten verglichen, um zu sehen, wie gut Juliane ihren Körper und Puls wahrgenommen hat.
Diese Technik führt nach einigen Durchläufen über einige Wochen zu einer Förderung der Körperwahrnehmung, dadurch werden Belastungssituationen besser und schneller erkannt und Juliane kann mit den bereits erlernten Techniken, wie zum Beispiel die Atemtechnik, in diesen Situationen früher dagegen steuern.

4.7.2 Focusing

Weiter geht es diesmal mit der Focusing- Therapie nach Eugene T. Gendlin. Darin geht es um den inneren Einklang den Körper in Verbindung mit Problemen.
Dazu gibt es laut Gendlin ein Sechs-Schritte-Modell:

- Freiraum schaffen: Sich auf ein bestimmtes Problem einstellen
- Felt Sense: die volle Aufmerksamkeit nach innen lenken und spüren, wie der eigene Körper auf das Problem reagiert
- Begriff finden: Körperempfinden mit einem Wort beschreiben
- Vergleich: den Begriff so lange verändern, bis dieser zum Felt sens passt
- Fragen: Stimmen Felt Sense und der Begriff überein, fragt man sich, woran es liegt, dass dieses Problem solche Gefühle hervorruft und welche Lösungen sich anbieten
- Annehmen und schützen: Sobald eine Lösung zur Entspannung führt, wird diese akzeptiert, ohne sie zu bewerten

4.8 Woche 8

4.8.1 Ärgermanagement nach Novaco 2

Zu dem Ärgermanagement nach Novaco zählt neben der Unterrichtsphase über Ärger und dem förderlichen Selbstgespräch aus Woche 3 noch Entspannungstraining. Für dieses hat Juliane in den letzten Sitzungen verschiedene Möglichkeiten gelernt. Heute folgt nun die Anwendungsphase zu dieser Technik. In dieser spielt der Mentaltrainer Konfliktsituationen mit Juliane durch, in denen sie die erlernte Technik des positiven Selbstgesprächs anwenden soll.

4.8.2 Das Fingermodell

Als zusätzliche Technik erklärt der Mentaltrainer heute das Fingermodell. Hier geht es darum, Lösungen für bevorstehende Herausforderungen zu finden und in der Situation, dieser nicht machtlos ausgeliefert zu sein. Juliane soll sich hierfür für einen Wettkampf Lösungswege ausdenken, um mit dem Stress besser zurechtzukommen. Jeder Lösungsweg wird einem Finger zugeordnet, zum Beispiel der Daumen: *An solchen Situationen wachse ich schlussendlich. Es ist zwar momentan unangenehm, aber ich will lernen damit umzugehen. Zudem weiß ich, egal wie es ausgehen mag, mir passiert nix schlimmes.*
Auf diese Weise bestimmt Juliane für jeden Finger einen Lösungsweg, den sie anschließend in den nächsten Tagen immer wieder wiederholt. Mit dieser Technik wird der gefundene Lösungsweg nun greifbar. Juliane kann sich dann, sobald sie sich in einer negativen Situation befindet, sich an den Finger fassen und sich dabei an den dazugehörigen Lösungsweg erinnern.

4.9 Woche 9

Heute findet das Mentaltraining in einer Handballhalle statt. Dazu treffen sich Juliane und der Mentaltrainer zu einem Wettkampf, den Juliane als Schiedsrichterin leiten wird.
Gemeinsam besprechen die beiden vor dem Spiel noch einmal die Techniken die Juliane anwenden kann, um in stressigen Situationen ruhig zu bleiben. Vor dem Spiel wendet sie heute den Moment of Excellence an, mit der Siegerpose, die sie in den letzten Wochen regelmäßig daheim geübt hat. Während dem Spiel versucht sie die positiven Selbstgespräche um sich in kritischen Situationen selbst positiv zu beeinflussen.
Nach dem Wettkampf führen beide noch ein Reflexionsgespräch über die verschiedenen Situationen und wie gut Juliane damit klargekommen ist . Dabei kam heraus, dass sie zwar spürbar weniger angespannt war, es aber noch einige Situationen gab, in denen sie noch deutlich aufgeregt war.

4.10 Woche 10

4.10.1 Belastungen ablegen

Mit der Erkenntnis der praxis Erfahrung aus der letzten Woche begrüßt der Mentaltrainer Juliane wieder in seinem Büro. Zuerst besprechen beide nochmals gemeinsam die Situationen, und wie Juliane diese erlebt hat.
Für die heutige Sitzung hat der Mentaltrainer zwei kleine Kisten vorbereitet. Diese dienen als „Schatzkiste". Juliane soll sich nun wieder in eine besonders negative Situation aus dem letzten Wettkampf versetzen und dabei alle Belastungen bewusst wahrnehmen. Dabei soll sie darauf achten, wie sich diese Belastungen zeigen, dies können Emotionen, Gefühle, Gedanken oder Bilder sein. Dann soll sie auf kleine Zettel Begriffe schreiben oder zeichnen, die sie jetzt gerade damit verbindet. Jetzt soll sich Juliane darauf konzentrieren, was ihr in stressigen Situationen Kraft verleihen kann. Hier soll sie ebenfalls genau wahrnehmen, wie sich diese Energiequellen zeigen und dafür Begriffe finden und notieren.
Jetzt erklärt der Mentaltrainer die beiden Kisten. In die erste Kiste kommen die Belastungen hinein, in die zweite die Kraftquellen. Juliane kann nun die Belastungen

in die erste Kiste legen und diese damit ablegen. Zeitgleich kann sie aus der zweiten Kiste, Zettel hinausnehmen und die Kraft damit aufnehmen. Der Mentaltrainer bittet Juliane sich zwei imaginäre Kisten vorzustellen. Nun soll sie daran denken, einen Zettel mit einer Belastung in die erste imaginäre Kiste zu legen und sich dafür einen Zettel mit einer Kraftquelle aus der Zweiten zu nehmen.

Diese Technik kann sie immer und überall anwenden, um eine Belastung abzulegen. Die beiden Kisten bekommt Juliane mit nach Hause. Diese soll sie an verschieden Stellen abstellen. Jedes Mal, wenn sie in eine stressige Situation kommt, kann sie dann einen Zettel aus der Kraftbox nehmen und eine Belastung in die Belastungsbox legen. Unterwegs kann sie dies mit den beiden imaginären Boxen durchführen.

4.11   Woche 11

4.11.1 Gute Vorbereitung schaffen

Bei dem heutigen Termin möchte der Mentaltrainer gemeinsam mit Juliane eine Vorbereitung zu dem Wettkampf zu planen. Getreu dem Motto „Gute Vorbereitung ist die halbe Miete" geht es darum, was Juliane selber machen kann, um bestmöglich in den Wettkampf zu starten.

Nach einem gewohnten Austausch über die aktuelle Verfassung von Juliane startet er hierfür ein Frage – Antwort Gespräch. Die Ergebnisse notiert er dabei.
-Was musst du erreichen, um bei einem Wettkampf gut zu sein?
-Wie kannst du dieses Ziel erreichen?
-Kannst du dich besser darauf vorbereiten? (z.B. Regeln lernen)
-Was musst du körperlich leisten?
-Wann   müsstest   du   mit   einer   Vorbereitung   starten?
-Hast du denn eventuell einen Trainingspartner?
-Was kannst du während des Wettkampfes machen, um deine gewünschte Leistung zu erbringen?
-Gibt es denn nach einem Wettkampf noch etwas, das dir hilft dich zu verbessern?

Wie bei allen mentalen Techniken ist es hier besonders wichtig, dass der Mentaltrainer lediglich die Fragen stellt und eventuell einen Weg zur Lösung findet. Die passenden Lösungen muss der Klient eigenständig für sich finden, damit diese dann auch wirklich individuell zu ihm passen.

4.12   Woche 12

Zum Abschluss möchte der Mentaltrainer die letzten 12 Wochen mit Juliane besprechen und offene Fragen klären. Er geht mit ihr nochmal die verschiedenen Techniken durch, die sie in Zukunft anwenden kann, um sich besser zu fühlen und der Angst vor oder bei den Wettkämpfen entgegenzuwirken.

4.12.1 Progressive Muskelentspannung

Als letztes möchte der Mentaltrainer Juliane die Technik der progressiven Muskelentspannung erklären. Hierbei handelt es sich um eine Technik, die in den 1930er Jahren von Jacobson entwickelt wurde. Sie kann Muskelanspannungen und Verspannungen lösen und ist damit eine Möglichkeit vor einem Wettkampf Angstzustände und Aufregung zu reduzieren. Dabei ist darauf zu achten, dass diese spätestens 60-40 Minuten vor dem Wettkampf durchgeführt werde, damit der Sportler die Möglichkeit erhält sein Aktivationsniveau zu erhöhen.

Hierfür bittet der Trainer Juliane sich entspannt hinzusetzen, eine bequeme Haltung einzunehmen und die Augen zu schließen.

Nun führt sie der Mentaltrainer durch die Technik:

Lege deine Hände auf die Oberschenkel, spure wie deine Füße den Boden berühren und konzentriere dich auf deine Atmung.

Nun bilde eine Faust und winkel dabei die Arme an, Spanne dabei beide Arme fest an, von den Oberarm bis zu den Händen. – Diese Anspannung ca. 6 Sekunden halten- Lasse nun wieder locker, halte kurz inne und versuche deine Muskeln nun noch mehr zu entspannen.

Als nächstes folgt das Gesicht. Spanne dieses bitte komplett an und halte diese Anspannung wieder kurz. Jetzt spannst du nacheinander nur ein Teil des Gesichtes an, immer für ein paar Sekunden, dann entspannst du wieder machst eine kurze Pause und nimmst das nächste Teil. Zuerst die Stirn, dann die Augenbrauen, die Lippen und zuletzt den Unterkiefer. Jetzt entspannst du dein Gesicht wieder und genießt diese Entspannung kurz.

Konzentrier dich nun nur auf deinen Bauch. Spanne deine Bauchmuskeln an, und fokussier dich ganz allein auf diese Muskeln. Diese Anspannung hälst du nun wieder 6 Sekunden und lässt sie wieder locker. Versuche nun wieder die Bauchmuskeln noch ein Stück mehr zu entspannen.

Zum Ende widmen wir uns nun noch der Gesäß und Oberschenkelmuskulatur, dazu ziehst du bitte deine Fußspitzen nach oben und hälst diese Position ein paar Sekunden. Anschließend entspannst du deine Muskeln wieder vollständig und versuchst dich noch weiter in diese Entspannung fallen zu lassen. Atme dabei ruhig und tief ein und aus.

Bewege nun die Hände, recke und strecke sie und spüre dabei wieder, wie beide Beine fest auf dem Boden stehen, öffne jetzt wieder die Augen. Lass dir noch kurz Zeit um wieder im „Hier & Jetzt" anzukommen, atme dabei bitte ruhig weiter.

Er erklärt ihr zum Schluss noch, dass sie diese Technik ebenfalls regelmäßig üben muss, damit sie wie gewünscht funktioniert. Zum Anfang benötigt sie für die Durchführung mehr Zeit, sie kann dabei verschiedene Körperregionen an und entspannen. Mit mehr Übung kann, die diese Technik dann auch in kürzerer Form anwenden, und somit besser vor einem Wettkampf einsetzen.

5. Fazit

Anhand dieses Fallbespiel, wird deutlich, dass mentales Training einem Sportler dazu führen kann, erfolgreicher in seinem Sport zu werden. Richtige Anleitung und regelmäßiges Üben sind hierfür eine wichtige Voraussetzung. Keine Technik kann innerhalb weniger Minuten verinnerlicht werden. Ebenfalls kann dies nicht nur ausschließlich beim Mentaltrainer erreicht werden. Der Klient liegt hier in der Pflicht etwas für den Erfolg zu leisten. So muss dieser die erlernten Techniken regelmäßig anwenden und bei Fragen oder Problemen mit dem Mentaltrainer offen kommunizieren. So kann ein mentales Training auf allen Ebenen dazu führen, dass der Sportler sich besser auf seinen Wettkampf fokussieren kann, und lernen mit dem negativen Stress besser umzugehen. Ebenfalls ist es wichtig, sich im Klaren zu sein, dass jede Reaktion auf ein Ereignis seinen Ursprung in unserem Inneren findet und sich durch das mentale Training neue unbekannte Möglichkeiten finden lassen, mit den Ereignissen umzugehen.

6. Literaturverzeichnis

-Bender, C., & Draksal, M. (2011). Das Lexikon der Mentaltechniken. Die besten Methoden von A bis Z (2. überarb. & erw. Neuauflage). Leipzig: Draksal Fachete

-Box Breathing, https://flowlab.com/mental-fitness-blog/box-breathing/
Fatasiereise, Ballonfahrt, https://hierfindichwas.de/text/traumreise-zur-entspannung-ballonfahrt/

-Mental Training im Sport, Möglichkeiten der Anwendung in der Sozialen Arbeit, Von Sina Wilms, 2014
https://reposit.haw-hamburg.de/bitstream/20.500.12738/6563/1/WS.SA.BA.ab14.64.pdf

-Matthias Stäuble, 101 Techniken für deine mentale Stärke, (2019) Hamburg tredition GmbH Verlag

-Moment of Excellence, https://www.coaching-smart.de/wp-content/uploads/2020/09/Moment-of-Excellence-Anleitung.pdf

-Progressive Muskelentspannung,https://www.gesundheit.gv.at/leben/stress/progressive-muskelentspannung.html#beispiel-fuer-eine-kurze-uebungsabfolge

-Sutoris, Martin (2019): Lehrskript Academy of Sports. Mentales Training im Sport

BEI GRIN MACHT SICH IHR WISSEN BEZAHLT

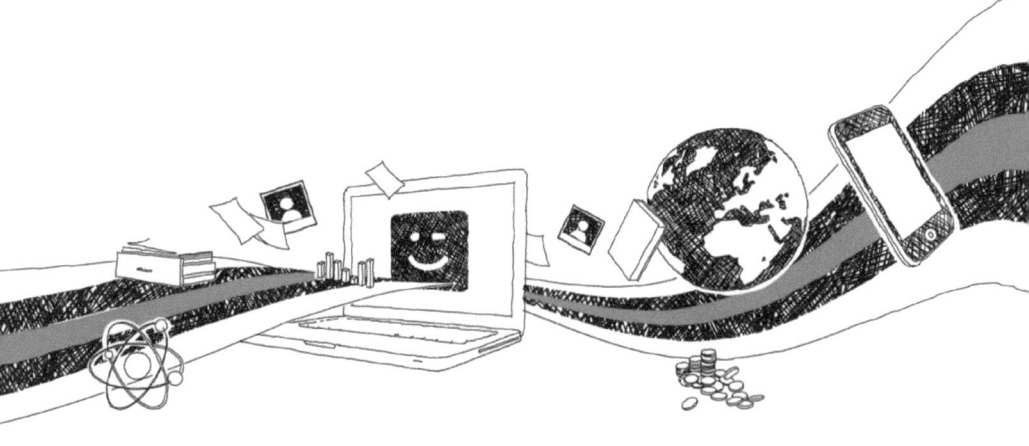

- Wir veröffentlichen Ihre Hausarbeit,
  Bachelor- und Masterarbeit

- Ihr eigenes eBook und Buch -
  weltweit in allen wichtigen Shops

- Verdienen Sie an jedem Verkauf

Jetzt bei www.GRIN.com hochladen
und kostenlos publizieren

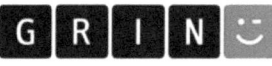